AU ROY,

ET NOSSEIGNEURS DE SON CONSEIL

SIRE,

I.

Les Chirurgiens ont porté leurs découvertes sur le corps humain, & les differentes Maladies de leur district dont il est affligé, à un si haut point de perfection, qu'il semble qu'il n'y ait rien à desirer au-dessus des belles operations dont ils ont enrichi cette partie de la Médecine.

Celle qui a pour objet la découverte & la composition des Remédes, par le secours desquels on pourroit éviter une bonne partie de ses operations douloureuses, au contraire, est restée dans une letargie entiere, & sans aucun nouveau progrès ; & la cause de cette letargie est, que le debit des bons Remédes étant en aversion aux Médecins & aux Apotiquaires, ils s'efforcent de tout leur pouvoir de l'empêcher. Leur credit a entierement arrêté toute émulation, & par consequent toute nouvelle découverte sur cette science.

Le feu Roy Louis XIV. connoissant

cet abus, voulant y remédier, & empêcher en même tems le debit des mauvais Remédes, qui servoit de prétexte aux Médecins (pour s'opposer à toute nouveauté) rendit en 1663 une Declaration, par laquelle il défendit la distribution de tous nouveaux Remédes, si la bonté & la vertu n'en avoient été éprouvés auparavant, & sans obliger les Auteurs à découvrir leurs compositions de Remédes. Il les assujettit seulement à des expériences qui pussent en constater l'efficacité.

Cette sage précaution a eu l'effet que Sa Majesté desiroit. Les mauvais Remédes ayant été rejettez, les Auteurs des bons ont été autorisez à perfectionner leurs travaux, & ont par diverses expériences, enrichi cette partie de la Médeciue de plusieurs Remédes, par le moyen desquels il étoit operé des Cures surprenantes, des Maladies les plus inveterées, & même des plus dësesperées.

Heureux si on en fût resté dans des bornes si sages! Mais les envieux ayant voulu obliger ces Auteurs de declarer la composition de leurs Remédes, sans les récompenser de leurs travaux, l'usage en a été interdit. Ils sont morts, sans vouloir les donner; en sorte que, d'un côté, le Public a été privé du fruit qu'il en retiroit; & de l'autre l'émulation étant rebutée, l'ignorance a repris le dessus.

L'émulation n'a cependant pas entierement cessé. Il en est encore qui ont poussé leurs découvertes assez loin, pour conduire ceux qui viendront après eux à une plus grande perfection, & enfin à rendre parfaite une connoissance si interessante pour les Rois, les Princes, les Grands Seigneurs, & le Public même ; mais on n'en doit attendre aucune utilité, tant qu'on voudra les obliger à donner gratuitement le fruit de leurs veilles.

L'unique moyen de conserver ces découvertes & d'engager à les pousser plus loin, est de faire revrivre cette Declaration, & de ne pas donner pour Censeurs de ces Remédes, ceux qui ont tant d'interêt d'en empêcher le debit.

En effet, quel poids & quelle autorité pourroit donner leur aprobation à ce qu'ils ne connoissent pas ? Mais si les expériences en constatent la vertu, il y a tout lieu de se flater qu'enfin une science si necéssaire à la conservation du genre humain, deviendra plus parfaite, dans son espece, que la Chirurgie même.

Et pour lors il ne sera pas necessaire de cette grande quantité de Médecins.

Un seul, à la faveur de ses Remédes, constatez par des expériences réïterées, guérira sûrement de toutes les Maladies les plus opiniâtres & les plus desesperées.

Le Sieur de Marconnay a, entr'autres, cet heureux avantage. Les Livres qu'il a donnez au Public, & les expériences journalieres de ses Remédes en constatent irrevocablement la vertu & l'utilité.

Il offre encore, afin que rien ne manque à la preuve de la bonté de ses Remédes, & que votre Majesté & son Peuple soient en état d'en profiter, de redoubler ses expériences sous les Ordres & la protection de votre Majesté.

Il pousse son zele & son dévoüement pour votre Majesté, de même que son amour pour sa Patrie bien plus loin ; Il consent de rendre publique la composition de ses Remédes, après ses expériences réïterées, persuadé que les Médecins, convaincus par des expériences si heureuses & en si grand nombre, les feront executer par les Apotiquaires, & que votre Majesté, elle-même, les soutiendra de son autorité, dans une entreprise si salutaire à son Peuple.

Et il ôse se flâter, qu'attendu qu'il sera privé du fruit de ses Remédes, en les rendant publics, votre Majesté aura la bonté de lui donner, dans l'âge de plus de 80 ans, où ces mêmes Remédes l'ont conduit, sans infirmité, une récompense Royale du pénible travail de plus de 60 années, & de découvertes si utiles.

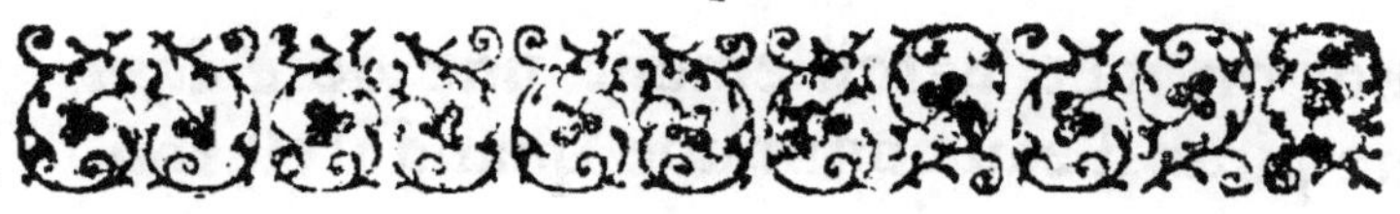

AVIS AUX OFFICIERS ET SOLDATS DES TROUPES DU ROY.

LE Sieur de Marconnay, Docteur en Médecine, a donné au Public un Livre intitulé : *Nouvelles Découvertes en Médecine*.

De ces Découvertes, il y en a une très-utile aux Officiers & Soldats ; c'est son Sel Sympatique, par le moyen duquel il guérit en 24 heures les coups de fer & de feu, sans hemorragie ni inflammation, & si souverainement, que la personne est en état de retourner au Combat en moins de 4 jours.

Pour opérer un effet si merveilleux, il ne faut que mettre une dose de ce Sel dans un verre de vin, & l'avaler aussi-tôt après la blessure, ou le plûtôt qu'il est possible ; l'hemorragie cesse peu de tems ensuite.

Il a une autre espece de Sel Sympatique,

dont on met pareillement une dose dans une pinte d'eau commune; quand il est fondu, on étuve la playe avec cette eau, l'on en met dessus une compresse trempée : on a soin de la moüiller dès qu'elle est séche, & l'on continuë jusqu'à ce que la playe soit refermée; ce qui arrive dans les 24 heures.

Il est facile d'avoir dans ses équipages, ou même dans ses poches, deux fioles de ces liqueurs, pour s'en servir dans l'occasion. Par ce moyen on sauvera la vie à quantité de braves gens, qui périssent par la perte de leur sang, sur le Champ de Bataille ou dans les Hôpitaux.

Le Sieur de Marconnay a aussi des Panacées, tirées des Métaux, par le moyen desquelles il guérit toutes sortes de Fiévres & les Maladies les plus desesperées, & ôte les mauvais levains de l'estomac, qui sont la cause de toutes les Maladies.

Son Livre & les Mémoires qu'il a donnez depuis au Public, étans remplis des heureuses Expériences de ses Remédes, il y renvoye les curieux. Il se contentera d'en citer ici quelques-unes des plus récentes, pour la satisfaction de ceux qui n'ont pas ce Livre.

La cure du Sieur le Vacher, qui est actuellement à l'Armée, & a été guéri d'un coup d'épée, prouve à Messieurs les gens de Guerre l'efficacité de ses Sels Sympatiques, & est bien capable de reveiller leur confiance.

EXPERIENCES RECENTES

DU SIEUR DE MARCONNAY.

LE Sieur de Marconnay, Docteur en Médecine, a eu l'honneur, dès l'année 1729, de presenter à Monseigneur le Cardinal de Fleury son Livre des *Nouvelles Découvertes* qu'il a faites en Médecine, avec un Mémoire contenant sa proposition de donner au Roy ses Remédes pour enrichir la Médecine, & en même tems dissiper les tenebres qui envelopent le genre humain depuis plus de cinq mille ans, & ce après avoir fait un grand nombre d'Expériences en presence de plusieurs personnes de la premiere distinction du Royaume.

Monseigneur le Cardinal a eu la bonté de renvoyer ce Mémoire à M. le premier Médecin, qui l'a renvoyé avec la Lettre de son Eminence, au Sieur Morand, Chirurgien-Major de l'Hôpital de la Charité de Paris, avec ordre de produire au Sieur de Marconnay des sujets, & d'être lui-même témoin de la bonté & efficacité de ses Remédes.

Depuis ce tems, le Sieur Morand ne lui en a produit aucun; mais en ayant trouvé dans le Public, le Sieur de Marconnay les a guéris de Maladies inveterées, & même desesperées & abandonnées, & a indiqué leurs noms & leurs demeures sur des Ecrans repandus dans Paris, afin que les curieux ou ceux qui douteroient de ces guérisons, pussent les verifier, s'ils le jugeoint à propos.

Entr'autres sujets, il a traité une femme qui avoit eu le pouce coupé par accident, & qui se trouvoit en si mauvais état, qu'elle étoit en danger de perdre le bras. Avant que d'entreprendre de la guérir, il la presenta au Sieur Morand, qui, après l'avoir examinée, dit au Sieur de Marconnay, que s'il guérissoit cette femme, il rendroit témoignage de la verité. En effet, un mois après la lui ayant encore representée parfaitement guérie, il lui en donna son Certificat, dont la copie est à la fin de ces Experiences.

M. Pecquot de S. Maurice, President de la Chambre des Comptes, avoit été abandonné des Médecins. Après avoir épuisé pendant plus de cinq ans tous les Remédes de la Médecine, le Sieur de Marconnay, l'a guéri, autant que l'art le peut faire, & la nature est rétablie dans toutes ses fonctions, qu'elle lui refusoit pendant sa maladie.

Le Sieur du Bourg, l'un des Secretaires

de ſon Alteſſe Sereniſſime Monſeigneur le Duc du Maine, qui demeure à l'Arſenal, eſt encore une preuve bien convainquante de l'efficacité de ſes Panacées.

Il avoit une Maladie ſi extraordinaire, qu'elle n'a jamais pû être caracteriſée, & pour laquelle il avoit épuiſé tous les Remédes pendant ſept ans. Le Sieur de Marconnay l'a guéri en peu de tems.

Il a pareillement guéri le Fils du Sieur Richard, âgé de 18 ans, logé ruë de la Vannerie, chez un Boulanger, auquel on vouloit couper le bras & la jambe droite, à cauſe des Ecroüelles, prétenduës incurables, qui le rongeoient depuis pluſieurs années.

Il a guéri encore le nommé Lallemand, Poſtillon de M. le Comte de S. Florentin, Secretaire d'Etat.

Le 8 Juin 1733, M. le Vacher, demeurant à Paris, ruë des Boucheries, Fauxbourg S. Germain, à l'Enſeigne des trois Perdreaux, reçût un coup d'épée au-deſſous de l'aiſſelle droite. Un Chirurgien fut appellé pour le penſer; ayant examiné la playe, il jugea par l'ouverture qu'elle avoit environ un pied de profondeur; il fit ſaigner trois fois le bleſſé, pour arrêter l'hemorragie qui étoit très-abondante, & ayant rempli la playe de charpie, il y mit ſon appareil. Le bleſſé ſe mit au lit & ſouf frit de violentes douleurs jusqu'au surlendemain ; alors on eut recours au Sieur de Marconnay, & l'Oncle du blessé le conduisit chez lui. La Mere le pria de guérir son Fils. Dans son empressement elle leva elle-même l'appareil & tira la charpie de la blessure. Le Sieur de Marconnay l'ayant examinée, se fit apporter un verre de vin où il mit une dose de son Sel Sympatique ; il le fit boire au blessé, prit une compresse qu'il trempa dans son Eau Sympatique & la mit sur la playe ; le blessé passa tranquillement le reste de la journée & toute la nuit ; le lendemain au matin il se trouva guéri & en état de vâquer à ses affaires, comme il a fait depuis.

Le Sieur de Marconnay a fait ces cures surprenantes sans saignées, onguents, ni emplâtres, par le moyen de son Sel, de son Eau Sympatique, de son Elixir & de ses Panacées.

Comme après ces diverses cures merveilleuses on neglige encore de donner au Sieur de Marconnay des sujets à traiter, conformement aux ordres de son Eminence, il a été conseillé de s'addresser à Nosseigneurs les Superieurs, pour les suplier d'ordonner au Sieur Morand, ou à tel autre qu'ils jugeront à propos, de choisir, de fournir au Sieur de Marconnay des sujets pour continuer les Expériences de ses

Remédes, même des sujets attaquez de Maladies secrettes au dernier degré; & il offre de les traiter sous les yeux de ceux qu'on voudra bien commettre, pour observer ses Operations, pourvû neanmoins qu'on veüille ordonner aussi en même tems qu'on fournira à ces Malades les aliments & les choses necessaires pour leur guérison, aux frais des Hopitaux, quî seroient naturellement chargez de les faire médicamenter.

Le Sieur de Marconnay n'est plus d'un àge à vouloir jetter les fondemens d'une réputation ordinairement ambitionnée par un jeune Médecin, sur les Expériences qu'il a l'honneur de proposer; il est âgé de plus de 80 ans. La fortune n'est pas un objet qui puisse raisonnablement le flâter; aussi n'a-t'il en vûë, dans sa proposition, que de faire connoître la bonté & l'efficacité de ses Remédes, & de ne pas sortir de ce monde, sans en avoir auparavant démontré l'excellence, pour l'utilité du Public.

COPIE DU CERTIFICAT DE M. MORAND.

Je soussigné certifie que M. de Marconnay, Docteur en Médecine, m'a presenté au mois de Juillet 1731, par les ordres de M. le Cardinal de Fleury, & de M. le premier Médecin, Marie-Marguerite Henry, qui avoit la deuxiéme phalange du pouce de la main gauche coupée, & qu'il m'a presenté la même personne à la fin d'Août parfaitement guérie. A Paris le 29 Août 1731.

SIGNE', MORAND.

Le Sieur de Marconnay a donné son Livre au Public, où sont ses Remédes, & la maniere de faire ses Panacées & de s'en servir.

Il se vend à Paris,

Chez { MESNIER, ruë S. Severin, au Soleil d'Or, & au Palais.
La Veuve D'HOURRY, au bas de la ruë de la Harpe au S. Esprit.
Et la Veuve PISSOT, Quay de Conty, à la Croix d'Or.

L'Auteur demeure Quay de la Megisserie, près le Pont-Neuf, aux trois Pilons, a Paris.

✠✠✠✠✠✠✠§✠✠✠✠✠✠✠

A NOSSEIGNEURS les Chefs de la Direction, & Administrateurs des Hôpitaux de la Ville de Paris.

MESSEIGNEURS,

DE MARCONNAY, Docteur-Médecin, qui a eu l'honneur de faire, en votre presence l'Experience de son Sel Sympatique pour la guérison des Blessûres, Vous remontre, très-humblement, qu'il a fait réflexion depuis, que ce même Sel, employé d'une maniere differente & mêlé avec la *Teinture des Métaux* convenable, pouvoit aussi être utilement employé pour la guérison de plusieurs autres Maladies, & sur-tout de la MALADIE SECRETTE au dernier degré. Ce qui l'a déterminé à s'en servir dans cette Maladie, avec un succès qui a surpassé son atente, puisque par le moyen de ce Sel impregné des Métaux, il a la facilité de procurer des *Sueurs* & des *Transpirations* generales, & si abondantes, qu'à de certaines personnes elles ont duré pendant huit & dix jours, & à d'autres jusqu'à quinze, sans altérer les forces du Malade; & en mettant une certaine dose de son Sel dans un demi verre de sang tiré du bras du Malade, il a déja guéri par ce moyen plusieurs personnes qu'il n'a pas la permission de nommer. Il en accuse seulement la situation d'une femme de Versailles, à qui son mari avoit fait un present de plusieurs Chancres, dont l'un occupoit la partie superieure des lévres du *Pudendum*. Ce Chancre étoit extrémement dur & cailleux. Un autre a la partie inferieure, près de l'*Anus*, étoit très-vif & profond, & quatre autres, de même nature ocupoient les parties latérales du même endroit. La bouche de cette personne étoit pleine d'Ulcéres au-dedans. Elle avoit une bonne partie de la langue rongée d'un Chancre au côté droit, qui gagnoit jusqu'a l'*Arinx*; elle avoit la voix très-enroüée, quoiqu'avant sa maladie elle l'eût très-harmonieuse. Le Supliant la prépara d'abord pour son Reméde, & le 21 du mois de Juin, à six heures du soir, il lui fit tirer un verre de sang du bras, dans lequel il mit une dose de son Sel préparé, quatre heures après qu'elle fut au lit, c'est-à-dire, à dix heures, elle commença à suer. Le lendemain 22, elle continua pendant la journée & pendant la nuit. Les 23 & 24 la même chose. La nuit du 24 au 25, les draps & plusieurs chemises furent penetrées d'une sueur dont l'odeur étoit insuportable. Le 26 la sueur continua. On la changea six fois de linge. Le 27 la sueur fut moins abondante ; l'odeur n'en étoit plus si mauvaise ; les Ulcéres de la langue & de la bouche commencerent à disparoître, sa voix devint plus claire ; plus d'enroüement ; & le 28, la sueur continua, dont l'odeur étoit très-suportable. Le 29, elle se leva, après avoir été changée trois fois pendant la nuit, Le 30, plus d'Ulcéres en la bouche, ni de Chancre au *Pudendum*. Le premier de Juillet, le Chancre cailleux commença à s'écailler. Elle fut purgée les 3 & 4, & le 7, elle sortit ; le 8, elle dit qu'elle étoit guérie & qu'elle ne sentoit plus aucune douleur.

Monsieur le Lieutenant General de Police, qui a été informé par le Supliant du succès de cette épreuve, lui a envoyé deux personnes attaquées de cette Maladie, à l'effet de les guérir. Le Supliant a reçû cet Ordre avec autant de satisfaction, que de respéct ; mais comme il s'agit de fournir seulement des Aliments & une Garde à ces Malades, & de les mettre dans une Chambre à portée du Supliant, afin qu'il puisse suivre plus attentivement l'effet de ses Remédes, les gens à qui on a proposé de s'en charger, ont demandé des sommes si exhorbitantes, que Monsieur le Lieutenant General de Police n'a pas jugé à propos d'y acquiescer ; c'est pourquoi le Supliant a recours à Votre Authorité, MESSEIGNEURS, à ce qu'il vous plaise ordonner qu'il sera fourni par les Hôpitaux, que vous aurez agreable de nommer, des Aliments pour les Malades qu'on lui donnera, & des gens pour en avoir soin pendant la sueur, avec un Logement à portée du Supliant, & que ce soit aux frais des Hôpitaux, qui seroient naturellement chargez de les faire médicamenter. Il offre, au surplus, de fournir ses Remédes & ses soins sans aucun interest, assez satisfait de pouvoir procurer à la Médecine & au Public, un moyen de guérir ces sortes de Maladies, sans exposer la santé & la vie des Malades, comme il arrive par les *Salivations*, dont les suites ne sont que trop souvent plus fâcheuses que n'est la Maladie par elle-même.

www.ingramcontent.com/pod-product-compliance
Lightning Source LLC
LaVergne TN
LVHW052041160826
845678LV00003B/1467

* 9 7 8 2 3 2 9 6 3 0 7 1 7 *